Andreas Schneider

In-vitro-Prüfung der mikrobioziden Wirksamkeit von 17 Kontaktlinsenpflegesystemen für weiche Linsen auf Basis der DIN ISO 14729

GRIN Verlag

Bibliografische Information der Deutschen Nationalbibliothek:

Die Deutsche Bibliothek verzeichnet diese Publikation in der Deutschen Nationalbibliografie; detaillierte bibliografische Daten sind im Internet über http://dnb.d-nb.de/ abrufbar.

Impressum:

Druck und Bindung: Books on Demand GmbH, Norderstedt Germany
ISBN: 978-3-640-86498-0

Dieses Buch bei GRIN:

http://www.grin.com/de/e-book/88734/in-vitro-pruefung-der-mikrobioziden-wirksamkeit-von-17-kontaktlinsenpflegesystemen

Aus dem Institut für Hygiene und Umweltmedizin
der Medizinischen Fakultät der Ernst-Moritz-Arndt-Universität Greifswald

Thema: In-vitro-Prüfung der mikrobioziden Wirksamkeit von 17 Kontaktlinsenpflegesystemen für weiche Linsen auf Basis der DIN ISO 14729

Inaugural-Dissertation
zur

Erlangung des akademischen
Grades
Doktor der Medizin
(Dr. med.)

der
Medizinischen Fakultät
der

Ernst-Moritz-Arndt-Universität
Greifswald
2007

vorgelegt von:
Dipl.-Kfm. Andreas Schneider

Inhaltsverzeichnis

Seite

Seite

Tabellen- und Abbildungsverzeichnis

Seite

Abkürzungsverzeichnis

CSL	Caseinpepton-Sojamehlpepton-Lösung
DGHM	Deutsche Gesellschaft für Hygiene und Mikrobiologie
DIN	Deutsche Industrie Normung
DM	Desinfektionsmittel
EN	Europäische Norm
h	Stunde
IA	Inaktivator
i.d.R.	in der Regel
ISO	International Standards Organization
KbE	Kolonie bildende Einheit
K	Kontrolle
K01	Kontrolle der Ausgangskoloniezahl
K02	Kontrolle der Wirksamkeit des Verdünnungs-Neutralisations-Verfahrens
K03	Kontrolle der Nicht-Toxizität des Verdünnungs-Neutralisations-Verfahrens
lg	Logarithmus zur Basis 10
mL	Milliliter
RF	Reduktionsfaktor
vgl.	vergleiche
x	Desinfektionsmittel x

1 Einleitung

1.1 Problemstellung

Von einer guten Pflege hängt die Lebensdauer einer Kontaktlinse, von einer guten Hygiene die Vermeidung von Augenreizungen und –infektionen ab. In den Industrienationen steht das Tragen weicher Kontaktlinsen als Trigger der infektiösen Keratitis mit Abstand an erster Stelle vor Augenverletzungen, Immunschwächesyndromen und anderen Faktoren.[1] Im Vergleich zum Nichtlinsentragen ist das Keratitisrisiko bei Trägern weicher Kontaktlinsen bis zu 80mal, im Vergleich zu den besser zu pflegenden, formstabilen Kontaktlinsen bis zu 14mal höher.[2, 3] Das Risiko einer bakteriellen Keratitis steigt dabei mit zunehmender Benutzungsdauer.[4] Jedoch auch das Tragen moderner Tages- bzw. Einmallinsen bedingt ein höheres Infektionsrisiko,[5] denn neben der infektiösen Belastung spielt die mechanische Irritation eine Rolle, die bei den nicht individuell angepassten Tageslinsen höher ist.

Der Markt der Pflegemittel ist relativ eng, d. h. es gibt viele Hersteller bei vergleichsweise wenig Umsatz. Der Umsatz für Pflegemittel betrug 2005 in Europa 290 Millionen Euro. Dabei tragen in Österreich und Deutschland 2,1 % bzw. 2,2 % der Menschen Kontaktlinsen, in Schweden sogar 6,5 %. In Anbetracht von 160 - 250 Euro Umsatz pro Kontaktlinsenträger und Jahr sind die Hersteller daher bestrebt, den Markt auszubauen.[6] So wächst dieser jährlich um etwa 6 % in den USA, um 13 % in Europa und um 16 % in Asien.[7] Dabei werden nicht nur neue Regionen erschlossen, sondern es werden auch neue Produkte wie die Kontaktlinse für alte Menschen und neue Materialien eingeführt. Damit steigen zugleich die Anforderungen an Kontaktlinsenpflegemittel. Der Trend geht zu benutzerfreundlichen All-in-One-Lösungen, die komfortabel in der Anwendung sind (Ursachen vgl. Abschnitt 2.2.1.1), allerdings in früheren Tests bezüglich der mikrobioziden Wirksamkeit nicht gut abgeschnitten haben.[8, 9] Weiterhin gibt es durch frühere Studien Hinweise darauf, dass ein hoher Albumin- und Mucingehalt der Tränenflüssigkeit die Wirksamkeit der Kontaktlinsenpflegemittel negativ beeinflussen kann.[8, 9] Daher sollten die derzeit in Deutschland und Europa am häufigsten angewandten Produkte auf Basis der Kontaktlinsendesinfektionsmittelprüfnorm DIN ISO 14729[10] auf ihre mikrobiozide Wirksamkeit getestet werden. Neben der Testung ohne Belastung lag das Hauptaugenmerk auf der Wirksamkeit unter praxisrelevanter Eiweiß- und Mucinbelastung. Zusätzlich wurde ein neuer Wirkstoff auf Basis von Sauerstoffabspaltern geprüft, die als neue Wirkstoffklasse für Kontaktlinsendesinfektionsmittel in Betracht kommen.

Aufgrund der möglichen Brisanz der Ergebnisse wurde zur Absicherung der Studie eine stichprobenartige Gegentestung am *Institut für Hygiene und öffentliche Gesundheit* der Friedrich-Wilhelms-Universität in Bonn durchgeführt.

Die Aktualität und Problematik der Kontaktlinsenhygiene werden durch das vom Markt genommene Renu MoistureLoc des Marktriesen Bausch & Lomb unterstrichen, weil es bei Nutzern dieses Mittels zwischen 2005 und 2006 vorrangig in subtropischen Gebieten zum gehäuften Auftreten von F. solani-assoziierten Keratitiden kam.[11] Als Ursache wird eine in vorherigen Zulassungstests nicht festgestellte Interaktion zwischen einem neuen, cytotoxischen Bestandteil des Desinfektionsmittels und neueren Silikon-Hydrogellinsen gesehen, die eine Reizung und Schädigung des Hornhautepithels hervorruft und Grundlage für das Angehen einer Fusarien-Keratitis darstellen könnte. Es wurden in diesem Zusammenhang erregerpositive Kontaktlinsen und infizierte Hornhautepithelien gefunden.[12] Die Untersuchungen sind jedoch noch nicht abgeschlossen.

1.2 Infektionsgefährdung von Trägern weicher Kontaktlinsen

Wie in Abschnitt 1.1 beschrieben, führt in Industrienationen vor allem das Tragen weicher Kontaktlinsen zu infektiösen Keratitiden. Dabei ist die Entstehung der kontaktlinsen-assoziierten Keratitis multifaktoriell (Tab. 1) und die Faktoren greifen im Sinne eines circulus vitiosus ineinander. Die Verunreinigung durch das Einsetzen spielt genauso eine Rolle wie die Kontamination der zum mehrmaligen Gebrauch bestimmten und ungenügend antimikrobiell wirksamen Pflegesysteme. Es können bei mangelhafter mikrobiozider Wirkung der Pflegesysteme Linsen und ihre Aufbewahrungsflüssigkeiten mit bis zu 10^7 KbE/ml Flüssigkeit kontaminiert sein. Darunter finden sich neben bakteriellen Keratitiserregern und Pilzen auch Akanthamöben sowie Adeno- und Enteroviren.[8, 13] Hinzu kommen als infektionsbegünstigende Faktoren die Schaffung eines für Mikroorganismen idealen Mikroklimas unter der Linse sowie die mechanische Reizung und Verletzung der empfindlichen Hornhaut beim Einsetzen und Tragen überalteter Linsen.[14]

Tab. 1: Begünstigende Faktoren für die Entstehung einer kontaktlinsen-assoziierten Keratitis

Risikofaktoren	Quellen
unhygienisches Einsetzen der Linsen	5
mangelhafte antimikrobielle Wirksamkeit der Pflegesysteme mit der Folge der bakteriellen Kontamination von Linsen, Linsenbehältern sowie Desinfektionsmitteln	44, 45
mechanische Irritationen und Mikroverletzungen durch das wiederholte Einsetzen und Herausnehmen schlecht sitzender oder schlecht angepasster sowie überalteter Linsen	14, 1
Sauerstoffarmut unter der Kontaktlinse mit Ödembildung und Beeinträchtigung der Barrierefunktion des Hornhautepithels	41
Temperaturanstieg unter der Linse	42, 43, 1
Veränderungen des Tränenfilms und -flusses	1
cytotoxische Rückstände der Desinfektionsmittel durch Adhäsion an der Linse	46, 47

1.3 Bisherige Befunde zur antibakteriellen Wirkung von Kontaktlinsenpflege-systemen

Schon in den 80er Jahren wurden kleinere Studien, fokussiert auf wenige Mittel, wenige Mikroorganismen oder mit fehlender bzw. unzureichender Belastung durchgeführt. Unter *pubmed* oder *medline* lassen sich dazu einige Einträge finden. Dabei schnitten die Peroxidlösungen vergleichsweise gut, die All-in-One-Lösungen dagegen eher schlecht ab. Viele von den Letzteren erfüllten im quantitativen Suspensionstest nicht die an ein modernes Pflegesystem gestellten Anforderungen. Es ist aber anzumerken, dass die Ergebnisse der Studien oft methodisch nicht vergleichbar sind und damit bei gleichen Desinfektionsmitteln auch widersprüchliche Ergebnisse auftraten.

Die Datenlage zur Wirksamkeit unter praxisrelevanter Belastung ist dagegen spärlich, da die DIN 14729 diese Testung nicht obligatorisch vorschreibt. An dieser Stelle seien die jedoch relativ umfangreichen Studien von *Kramer und Behrens-Baumann*[8] sowie die *Ökoteststudie*[9], beide aus dem Jahre 2003, explizit genannt. Erstere fand mit 19 Desinfektionsmitteln, 4 Testorganismen sowie ohne und mit 0,2 % Albuminbelastung statt. Die Ökotest-Studie wurde mit 20

Desinfektionsmitteln, 3 Testorganismen sowie ohne und mit 0,2 % Mucinbelastung durchgeführt. Auch hier gab es bei gleichen Desinfektionsmitteln widersprüchliche Ergebnisse. Insgesamt zeigte sich aber, dass vor allem die All-in-One-Lösungen unter Belastung an Wirkung verlieren bis hin zum totalen Wirkungsverlust. Andere Studien untersuchten Verunreinigungen von Pflegemittellösungen, Aufbewahrungsgefäßen[15], fabrikneuen Kontaktlinsen[16] sowie Leitungswasser[15]. Mit Koloniezahlen von bis zu 10^7/ml wurden bedenkliche Werte diverser Haut- und Feuchtkeime wie P. aeruginosa, S. epidermidis, E. coli, S. marcesens und C. albicans gefunden. Auch hier bestanden die meisten Probleme bei den All-in-One-Lösungen.[17] Außerdem weist die Kontaktlinsenanpassung Risiken auf. So wurden häufig mikrobiell und viral kontaminierte Aufbewahrungslösungen und Linsen bei Linsenanpassern, d. h. Optikern und Augenärzten, vorgefunden.[18]

2 Eigene Untersuchungen

2.1 Methodik

2.1.1 Marktanalyse

2.1.1.1 Literatur- und Internetrecherche

Am Anfang der Arbeit standen Recherchen, um einen aktuellen Überblick vom Markt bezüglich der Auswahl der am häufigsten verwendeten Pflegesysteme für weiche Linsen zu gewinnen. Das gestaltete sich schwieriger als erwartet. Trotz vielfältiger Quellen wie Internet, Bilanzen, Fachzeitschriften usw. ließen sich keine Daten finden, die über die 5 Marktführer hinausgingen. Das Ziel war aber, mindestens die 10 meistverkauften Desinfektionsmittel auf dem deutschen und europäischen Markt herauszufinden. Es existieren zwar Marktstudien, die regelmäßig im Interesse der Hersteller erhoben werden, jedoch wurden uns diese weder von den Herstellern noch von den Umfrageunternehmen kostenlos zur Verfügung gestellt. So gingen wir dazu über, Händler und Berufsverbände zu kontaktieren.

2.1.1.2 Telefonische und schriftliche Befragungen

Auch hier gestaltete sich die Recherche zunächst schwierig. Es wurden sowohl Hersteller als auch Großhändler und namhafte Optikerverbände befragt, jedoch war entweder niemand zuständig oder berechtigt oder aber niemand hatte Zeit, entsprechende Daten herauszusuchen. Schließlich wurden unsere Anfragen gelegentlich auch ignoriert. Dabei benötigten wir nur eine Liste mit der Rangfolge zur Marktbedeutung, keine absoluten Verkaufszahlen oder geheime Finanzdaten. Am Ende stießen wir auf unerwartete Hilfe von der Fielmann AG, der wir an dieser Stelle ausdrücklich danken möchten. Diese ließ uns fernmündlich eine unverbindliche Rangliste nach Verkaufsmengen in Litern aus dem Jahr 2005 zukommen.

2.1.2 Tränenfilm

Da einen wesentlichen Bestandteil dieser Untersuchung die Testung der Pflegesysteme unter Belastung mit Albumin und Mucin darstellte, musste im Vorfeld geklärt werden, wie sich der Tränenfilm zusammensetzt, um eine realistische Belastung zu wählen. Dazu wurden neben Recherchen in der Fachliteratur und im Internet auch Fachleute befragt. Für den allgemeinen Aufbau reichten Fachbücher, für die genaue Zusammensetzung halfen medizinische Datenbanken. Das Problem hierbei war, dass wir genaue Angaben für den Tränenfilm bei Kontaktlinsenträgern suchten. Es sei an dieser Stelle angemerkt, dass dieses Themengebiet im Allgemeinen schlecht erforscht ist und in der Literatur wenige und zudem stark abweichende Ergebnisse zu finden sind. Schließlich bildeten wir einen Mittelwert aus aktuellen Untersuchungen.

2.1.3 Kontaktlinsendesinfektionsmitteltestung

2.1.3.1 Mikroorganismen, Nährmedien und Laborbedarf

Als Verdünnungsmittel diente für die gesamte Untersuchung Caseinpepton-Sojamehlpepton-Lösung (CSL). Entsprechend der DIN 14729 wurden die in Tabelle 2 aufgeführten Mikroorganismen und Nährmedien verwendet.[10] Dabei ist aufgrund der hohen Chemoresistenz und der Auswahl der Gattung Enterococcus in den europäischen Prüfnormen für Desinfektionsmittel zusätzlich E. faecium aufgenommen worden. Dafür spricht auch, dass Enterokokken häufiger als Serratia im präoperativen Konjunktivalabstrich nachweisbar sind und eine Therapie aufgrund der hohen Chemoresistenz schwierig sein kann.[19]

Tab. 2: Eingesetzte Testorganismen und Nährmedien

Testorganismus		verwendetes Nährmedium	
Staphylococcus aureus	(ATCC 6538)[1]	Caseinpepton-Sojamehlpepton-Agar	(CSA)[1]
Pseudomonas aeruginosa	(ATCC 9027)[1]	Caseinpepton-Sojamehlpepton-Agar	(CSA)[1]
Serratia marcescens	(ATCC 13880)[1]	Caseinpepton-Sojamehlpepton-Agar	(CSA)[1]
Candida albicans	(ATCC 10231)[1]	Sabouraud Dextrose-Agar	(SDA)[1]
Fusarium solani	(ATCC 36031)[1]	Potato-Dextrose-Agar	(PDA)[1]
Enterococcus facium	(ATCC 6057)	Kanamycin-Agar	(KAA)

[1] gemäß DIN 14729

In Anlehnung an das Methodenhandbuch der DGHM[20], die Auswertung früherer Untersuchungen sowie eigene Vortestungen fanden zur Ausschaltung einer mikrobioziden Nachwirkung des Desinfektionsmittels die in Tabelle 3 aufgeführten Neutralisationsmittel bzw. Inaktivatoren Anwendung. Dabei wurde anfänglich für die Peroxidlösungen erfahrungsgemäß ein natriumthiosulfathaltiger Enthemmer verwendet. Nach mehrfachem und ungeklärtem Versagen dieses Inaktivators musste jedoch auf Katalase umgestellt werden, mit der einzelne Peroxidsysteme ausgeliefert wurden.

Tab. 3: Verwendete Inaktivatoren

Präparate-Typ	Enthemmer/Inaktivator
All-in-One-Lösungen	Trypton-NaCl+ 3 % Polysorbat 80 + 3 % Saponin + 0,1 % L-Histidin + 0,1 % Cystein
Peroxid-Lösungen	Katalase 170 IU/ml (aus CibaVision Titmus H_2O_2 Lösung 2)
Sauerstoff-Abspalter	Trypton-NaCl + 3 % Polysorbat 80 + 0,3 % Lecithin + 0,1 % L-Histidin + 0,5 % Natrium-Thiosulfat

2.1.3.2 Ablauf des quantitativen Suspensionstests

Als Grundlage für die Testung diente die DIN 14729 für Kontaktlinsenpflegemittel. Aufgrund geänderter Testanforderungen und bestimmter Umwelt- bzw. Laborbedingungen wurden jedoch einige Modifikationen vorgenommen. So wurden die Ausgangskoloniezahlen für Bakterien auf 10^9 KbE/ml und für Pilze auf 10^8 KbE/ml erhöht, um die geforderten Reduktionsfaktoren von 5 für Bakterien bzw. 4 für Pilze sicher abbilden zu können. Gemäß DIN 14729 wurde davon ein Inokulum von 0,1 ml in 10 ml Kontaktlinsendesinfektionsmittel übertragen und für die vom Hersteller empfohlene Mindesteinwirkzeit (i.d.R. 4 h bei All-in-One-Lösungen und 6 h bei Peroxiden) sowie für 8 h (entspricht der Herstellerangabe „über Nacht") im Wasserbad bei 25 °C inkubiert. Eine Ausnahme hiervon bildete der Sauerstoffabspalter Anovis Oxidice, der bei lediglich 30 min und 60 min Einwirkzeit getestet wurde. Nach der Desinfektionsphase wurden je 1 ml der noch aktiven Lösungen in 9 ml Inaktivator überführt und bei 25 °C für 30 min neutralisiert. Danach wurden eine dezimale Verdünnungsreihe in CSL hergestellt und auf jeder Stufe 0,1 ml auf geeignetem Agar in Doppelbestimmung ausplattiert. Die meisten Bakterien sowie C. albicans wurden anschließend bei 37 °C, S. marcescens bei 30 °C und F. solani bei 25 °C im Brutschrank inkubiert. Die erste Ablesung fand entsprechend der Norm nach 24 h statt. Zur Abklärung, ob die Wirkung mikrobiostatisch oder mikrobiozid ist, wurde zusätzlich nach 48 und 72 h, in einzelnen Fällen auch nach 96 h abgelesen. F. solani musste aufgrund seines schnellen Wachstums bei Temperaturen >25 °C anstatt nach den vorgesehenen 10-14 d schon nach 2,5, 5 und 7,5 d abgelesen werden. Ausgezählt wurde im allgemein empfohlenen Bereich zwischen 15 und 300 KbE/Platte. Aus dem Ergebnis wurde der Reduktionsfaktor (RF) nach der Formel *lg Kontrolle der Ausgangskoloniezahl – lg Koloniezahl nach Desinfektion* ermittelt. Häufig lagen mehrere Verdünnungsstufen mit ihren KbE/Platte im obigen Intervall, so dass ein Mittelwert der Reduktionsfaktoren gebildet wurde. Im Einzelfall fanden Zählungen auch außerhalb des genannten Bereichs statt, sofern keine oder nur eine Verdünnungsstufe im Zählbereich lag oder zwischen den Stufen starke Abweichungen auftraten. Dabei wurde letztlich wiederum ein Mittelwert gebildet.

Um die Auswirkungen einer Protein- und Mucinbelastung abzubilden, wurde eine zweite Testreihe unter gleichzeitiger Belastung mit 1 % Albumin und 0,1 % Mucin durchgeführt. Die beiden Stoffe wurden mit einer Laborfeinwaage ± 3 % steril eingewogen. Dabei reduzierte sich die Konzentration des Desinfektionsmittels von ca. 99 % (entspricht 0,1 ml Testsuspension auf 10 ml DM) auf ca. 98 % (0,1 ml Testsuspension auf 10 ml DM sowie 1 % Albumin und 0,1 % Mucin). Der weitere Ablauf entsprach der obigen Beschreibung.

Als Bewertungsgrundlage für die Wirksamkeit dienten die von Kramer et al. geforderten Reduktionsfaktoren (Tab. 4).[8] In dieser Bewertung liegt ein höherer Sicherheitsanspruch als in der DIN ISO 14729, die nur Reduktionsfaktoren für Bakterien >3 und für Pilze >1 fordert, was für letzteres allein aufgrund der methodischen Genauigkeit als zu niedrig erscheint. Um die höheren Faktoren abzubilden, war jedoch eine höhere Ausgangskontamination des Pflegemittels nötig. Welchen Einfluss das auf die Wirkung bzw. auf das Ergebnis der Desinfektion hat, bleibt unklar.

Tab. 4: Geforderte Reduktionsfaktoren

	Reduktionsfaktor	
Erreger	ohne Belastung	mit Belastung
Bakterien	>5	>4
Pilze	>4	>3

2.1.3.3 Durchgeführte Kontrollen und Aufbereitung der Katalysatoren

Die Kontrollen erfolgten gemäß der DIN 14729 und nach dem DGHM-Methodenhandbuch. Es wurden drei Kontrollen durchgeführt: K01 als Kontrolle der Ausgangskoloniezahl, K02 als Kontrolle der Wirksamkeit des Inaktivators und K03 als Kontrolle der Nicht-Toxizität des Inaktivators. Dabei wurden jeweils dezimale Verdünnungsreihen hergestellt und in Doppelbestimmung auf jeder Stufe ausplattiert. Weitere Einzelheiten befinden sich in Tabelle 5.

Bei der Testung unter Belastung wurden die Kontrollen zusätzlich entsprechend des Versuchsaufbaus mit 1/10 der eigentlichen Belastung, d. h. mit 0,1 % Albumin und 0,01 % Mucin versetzt. Das resultiert daraus, dass auch bei Testung ohne Belastung der Inaktivator aufgrund des dezimalen Verdünnungsschrittes nur mit 1/10 des belasteten Desinfektionsmittels versetzt wird und somit nur 1/10 der Belastung erhält. Der weitere Verlauf entspricht dem ohne Belastung.

Tab. 5: Durchgeführte Kontrollen

Abk.	Definition	Erklärung
K01	Kontrolle der Ausgangskoloniezahl	Verdünnungsreihe der Ausgangstestsuspension in CSL
K02	Kontrolle der Wirksamkeit des Inaktivators	9 ml IA mit 1 ml Desinfektionsmittel (DM) 5 min einwirken lassen, dann 0,1 ml Test-organismussuspension aus der Verdünnungsstufe 10^4 KbE/ml dazugeben, 30 min einwirken lassen, dann 0,1 ml ausplattieren
K03	Kontrolle der Nicht-Toxizität von Inaktivator sowie Verdünnungsmedium	jeweils 10 ml DM und 10 ml IA mit mit 0,1 ml Testorganismussuspension in Verdünnungsstufe 10^4 KbE/ml dazugeben, 30 min einwirken lassen, dann ausplattieren

Um die von den Herstellern mitgelieferten metallbeschichteten Katalysatoren für Peroxidlösungen mehrfach verwenden zu können, wurden zwei Aufbereitungsmethoden untersucht. Nachdem die Katalysatoren im Autoklaven bei 121 °C gelegentlich form- und funktionslos wurden, bereiteten wir sie erfolgreich mit Lagerung in 70 % Ethanol für 5 min sowie anschließend in 3 % H_2O_2 über 8 h auf. Da bei den anschließenden Pflegemitteltestungen keine Verunreinigungen bzw. kein Fremdbewuchs auf den Agarplatten feststellbar waren, ist diese Aufbereitung als ausreichend anzusehen.

Getestet wurden 17 Kontaktlinsendesinfektionsmittel, die in Tabelle 6 mit ihren aktiven Inhaltsstoffen, soweit deklariert bzw. recherchierbar, sowie mit der vom Hersteller empfohlenen Mindesteinwirkzeit aufgeführt sind. Es wurden 9 All-in-One- und 7 Wasserstoffperoxidlösungen getestet. Daneben wurde ein noch nicht für Kontaktlinsen am Markt erhältlicher Typus von Sauerstoffabspaltern untersucht. Weitere Informationen zu den einzelnen Desinfektionsmitteln finden sich im Anhang.

Tab. 6: Verwendete Prüfsubstanzen

Handelsname (alphabetisch geordnet)	aktive Inhaltsstoffe (deklariert oder recherchiert)	Mindest-einwirkzeit	Hersteller
AMA Lens Universal[0]	1,0 % Poloxamin 0,00001 % Polihexanid 1,5 % Dexpanthenol 0,3 % Hydraflex	4 h	Barnaux
Anovis Oxidice[0]	Gleichgewichtsprodukt aus WPO, Percarbonsäuren und Carbonsäuren (aus patentrechtlichen Gründen zur Zeit keine näheren Angaben seitens des Herstellers)	1 h	Anovis
Aosept Plus[2]	3,0 % H_2O_2 Phosphatpuffersystem	6 h	CibaVision
Avizor All Clean Soft[0]	0,0002 %Polihexanid 0,25 % Poloxamer 0,1 % EDTA 0,05 % PVP		Avizor
Avizor One Step[1]	3,0 % H_2O_2	2 h	Avizor
Bluevision[1]	3,0 % H_2O_2 0,3 mg Katalase / Tablette Inaktivator	6 h	CibaVision
Complete Moisture Plus[0]	0,0001 % Polihexanid 0,01 % EDTA Hydroxypropylmethylcellulose	4 h	AMO
Easysept[2]	3,0 % H_2O_2		BOL
Eyesee Only One Solution[0]	0,00015 % Polihexanid 0,1 % Hydroxypropylmethylcellulose 0,01% EDTA	4 h	LapisLazulli
Lenscare Kombilösung[0]	0,00005 % Polihexanid 0,1% EDTA	4 h	Lenscare
Optifree Express[0]	0,001 % Polyquad 0,0005 % Myristamidopropyldimethyl-amin	6 h	Alcon
Optosan Oxy[2]	3,0 % H_2O_2	6 h	Sauflon
Optosan Soft[0]	0,001 % Polihexanid	4 h	Sauflon
Oxysept Comfort[1]	3,0 % H_2O_2 0,1 mg Katalase / Tablette Inaktivator	6 h	AMO
Renu multi purpose Classic[0]	1 % Poloxamin 0,0005 % Polyaminopropylbiguanid	4 h	BOL
Solocare Aqua[0]	0,0001 % Polihexanid Dexapanthenol (Hydrolock)	4 h	CibaVision
Titmus H_2O_2[3]	0,6 % H_2O_2	6 h	CibaVision

[0] keine Neutralisation
[1] Neutralisation durch Katalase-Tabletten **während** der Desinfektion
[2] Neutralisation durch Metallkatalysator **während** der Desinfektion
[3] Neutralisation durch Katalase-Lösung **nach** der Desinfektion

2.2 Ergebnisse

2.2.1 Marktanalyse

2.2.1.1 Pflegemittelsystemarten

Im Mittelpunkt der Untersuchung stand die mikrobiozide Wirkung von Kontaktlinsendesinfektionsmitteln. Diese werden in Peroxid-Systeme und All-in-One-Lösungen unterschieden. An dieser Stelle sei erwähnt, dass es im Rahmen der Kontaktlinsenpflege zudem spezielle Aufbewahrungslösungen, Abspüllösungen, Enzymreiniger usw. gibt. Außerdem könnten in naher Zukunft aus der Oberflächendesinfektion bekannte Sauerstoffabspalter auf den Markt kommen. Da sich momentan über deren Handhabung und Verträglichkeit nur mutmaßen lässt, soll an dieser Stelle nicht weiter darauf eingegangen werden.

All-in-One-Lösungen sind speziell für weiche Kontaktlinsen mit mehrmonatiger Tragezeit geeignet. Dabei handelt es sich um Einstufensysteme, d. h. eine separate Neutralisation ist nach der Desinfektion nicht nötig. Die Linsen werden i.d.R. für mindestens 4 h in die Lösung eingelegt, dabei werden sie zugleich gereinigt und desinfiziert. Zusätzlich eignen sich die Mittel zum Abspülen vor und nach der Desinfektion. Nachteile sind einerseits die schlechtere Wirksamkeit,[8, 9, 13] andererseits das Allergisierungspotential. Ursache hierfür sind Konservierungsstoffe, um die komplexe Zusammensetzung reaktionsfreudiger Chemikalien zu stabilisieren.[21] Dennoch scheinen die Allzwecklösungen durch ihre einfachere und vielseitigere Anwendbarkeit die Peroxidlösungen abzulösen. [22, 23]

Peroxidsysteme für Kontaktlinsen existieren seit den 70er Jahren.[24] Hierbei handelt es sich um Wasserstoffperoxid, üblicherweise in einer Konzentration zwischen 0,6 und 3,3 %. Dabei lassen sich Einstufen- und Zweistufensysteme unterscheiden. Beim Zweistufensystem muss eine Neutralisation des Pflegemittels nach der Desinfektion durchgeführt werden. Beim Einstufensystem wird dagegen zusammen mit den Kontaktlinsen eine neutralisierende Katalasetablette in den Kontaktlinsenbehälter gegeben oder es wirkt ein im Behälter eingebauter Metallkatalysator während der Desinfektion neutralisierend auf die Peroxidlösung.

Um eine möglichst vollständige Neutralisation zu gewährleisten, haben diese Peroxidsysteme eine etwas längere Mindesteinwirkzeit von 6 h. Vorteile sind die gute Wirksamkeit und die gute Verträglichkeit aufgrund des Zerfalls in Wasser und Sauerstoff. Hinzu kommen die bleichende Wirkung, die der Vergilbung der Kontaktlinsen durch Tages-/UV-Licht entgegenwirkt, die Oberflächenreinigung durch freiwerdenden Sauerstoff und die Verringerung einer Biofilmbildung. Nachteile sind die im Vergleich zu All-in-One-Lösungen kompliziertere Anwendung durch den Neutralisationsschritt und das empfohlene Abspülen mit steriler Kochsalzlösung, um Augenreizungen durch nicht neutralisierten Wasserstoff zu vermeiden. Außerdem weisen Peroxide eine geringe Haltbarkeit bei Temperaturen über 25 °C und direkter Sonneneinstrahlung auf. [22, 23]

2.2.1.2 Meistverkaufte Präparate 2005

Tabelle 6 zeigt die meistverkauften Pflegemittel 2005. Grundlage bildet eine Rangliste nach Verkaufszahlen, die uns fernmündlich von der Fielmann AG überlassen wurde. Auf Richtigkeit und Vollständigkeit kann daher keine Garantie gegeben werden. Die ausländischen Präparate entsprechen der durch Recherche angenommenen Bedeutung in ihrem Land. Insgesamt werden All-in-One-Lösungen und Einstufen-Peroxidsysteme am meisten gekauft.

Tab. 7: Meistverkaufte Präparate 2005

Peroxid-Lösungen		All-In-One-Lösungen	
Ort/Vertrieb	Präparat	Ort/Vertrieb	Präparat
Deutschland	Oxysept Comfort[1]	Deutschland	Optifree Express
	Aosept Plus[2]		Solocare Aqua
	Bluevision[1]		Complete Moisture Plus
	Titmus H_20_2[3]		Renu multi purpose Classic
	Easysept[2]		Eyesee Only One Solution
England	Optosan Oxy[2]	England	Optosan Soft
Spanien	Avizor One Step[1]	Spanien	Avizor All Clean Soft
		Apotheke	Lenscare Kombilösung
		Optiker	AMA Lens Universal

[1] Neutralisation durch Katalase-Tabletten **während** der Desinfektion

[2] Neutralisation durch Metallkatalysator **während** der Desinfektion

[3] Neutralisation durch Katalase-Lösung **nach** der Desinfektion

Die Desinfektionsmittel wurden über Optiker und Internetversandhandel eingekauft. Den noch nicht käuflichen Sauerstoffabspalter Anovis Oxidice bezogen wir direkt vom Hersteller. Alle Produkte waren originalverpackt und wurden fristgerecht verwendet. Auch die Lagerung sowie die Handhabung entsprachen den Vorgaben der Hersteller. So wurden z. B. Avizor One Step mit lediglich 7,5 ml Desinfektionsmittel untersucht oder Easysept mit dem mitgelieferten Katalysator getestet.

2.2.2 Tränenfilm

2.2.2.1 Allgemeiner Aufbau und Zusammensetzung

Der Tränenfilm besteht aus drei Schichten (Abb. 1) und dient der Benetzung, Ernährung und Immunabwehr der Cornea. Mit dem hydrophoben Epithel der Cornea ist die unterste Schicht, die hydrophile Mucinschicht, verbunden. Diese besteht aus einer fest anhaftenden und einer gelösten Phase. Erst diese Mucinschicht ermöglicht die gleichmäßige Benetzung der Cornea durch Herabsetzung der Oberflächenspannung. Der Mucinschicht folgt eine wässrige Phase, in der Salze und organische Bestandteile gelöst sind. Den äußeren Abschluss bildet eine einmolekulare Lipidschicht, die dem Verdunstungsschutz und der Spreizung des Tränenfilms dient.[25]

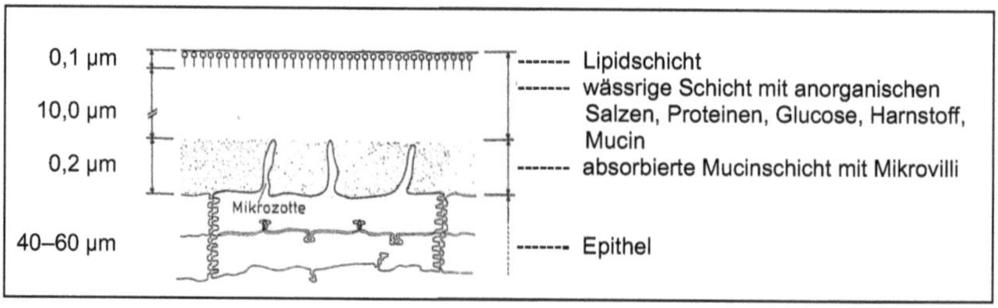

Abb. 1: Aufbau des Tränenfilms[30]

Die Gesamtdicke des Tränenfilms wird kontrovers diskutiert - je nachdem, welche Schichten mit zum Tränenfilm gerechnet werden und welches Messverfahren verwendet wurde. Bisher mit einer Dicke von bis zu 45 µm beschrieben, weisen jüngere Studien auf geringere Werte hin. So ergaben neuere Messungen mit dem OCT-Verfahren und der Interferometrie, beides sind Verfahren zur kontaktfreien Messung von Epithel- und Hornhautdicke mittels Licht,[26] eine präcorneale

Tränenfilmdicke von nur 2,5 bis 12,5 µm.[27, 28] Dabei variieren das Tränenvolumen und damit die Tränendicke mit dem Personenalter, dem Linsentyp, der Tragezeit und –gewöhnung sowie auch der Tageszeit.[29] Bei der Zusammensetzung herrscht dagegen weitestgehender Konsens.[30,31] Die durchschnittliche Zusammensetzung ist in Tabelle 7 abgebildet.

Tab. 8: Durchschnittliche Zusammensetzung der Tränenflüssigkeit

Bestandteil	Wert
Volumen	7,5 µl
Wasser	98,2 %
Proteine	0,8 %
Mucin	0,1 %

Hauptbestandteil ist Wasser mit ca. 98 % gefolgt von Proteinen mit 0,136 bis 2 g/l bzw. 0,1 bis 2 %, wobei der Durchschnitt bei 0,7 - 0,8 % liegt.[32, 33] Davon beträgt der Albuminanteil ungefähr 50 %.

Der Gesamtmucingehalt wird in der Literatur mit 0,1 % angegeben. Dabei ist zu beachten, dass der größte Teil an das Epithel gebunden vorliegt, jedoch ließen sich keine genaueren Angaben über den freien Anteil in der Tränenflüssigkeit finden.[34, 35]

2.2.2.2 Besonderheiten bei Kontaktlinsenträgern

Tränenvolumen und Tränenfilmdicke variieren bei Kontaktlinsenträgern stark. So wird einerseits von Tränenfilminstabilität bei trockenen Augen, andererseits von Reflextränenbildung und feuchten Augen berichtet.[36] Ebenso können sich weiche Linsen an der Hornhaut festsaugen, was durch die Sogwirkung der am Limbus vorbeifließenden Tränenflüssigkeit erklärt wird. Tatsächlich messen aber die obigen neuen Verfahren bei Kontaktlinsen hinter der Linse mit 2,5 - 12 µm ähnliche Tränenfilmdicken wie ohne Kontaktlinse.[27] Dennoch finden Mikroorganismen hinter der Kontaktlinse durch Feuchtigkeit, Wärme und fehlende reinigende Lidschläge ein ideales Mikroklima vor. Vor der Kontaktlinse werden mit ungefähr 2,3 - 3,3 µm leicht reduzierte Werte gemessen, was mit Flüssigkeitsverlust durch Befeuchtung der Linse und Verdunstung erklärt wird.[28] Die

Zusammensetzung des Tränenfilms variiert dagegen stark. Der Proteingehalt kann bei Kontaktlinsenträgern von durchschnittlich 0,8 % auf 2 - 4,5 % ansteigen.[35] Bei einem Albuminanteil von ca. 50 % entspricht dies einer ca. 0,4- 0,8 % Albuminbelastung. Das sind ähnlich hohe Werte wie sie bei Entzündungen am Auge vorgefunden werden. Für Mucin zeigt sich dagegen bei Kontaktlinsenträgern keine signifikante Änderung der Gesamtkonzentration, wobei sich allerdings zusätzlich Mucinfilme auf der Linse ausbilden können.[37]

Im Rahmen einer worst-case-Betrachtung und aus Gründen der Praktikabilität schien uns daher die Belastungstestung mit 1 % Albumin und 0,1 % Mucin zweckmäßig.

2.2.3 Kontaktlinsendesinfektionsmitteltestung

2.2.3.1 Peroxidsysteme (alphabetisch geordnet)

Aosept Plus erfüllt vollständig die an ein Kontaktlinsendesinfektionsmittel gestellten Anforderungen - sowohl gegen die geprüften Bakterienspecies als auch gegen F. solani und C. albicans ohne und mit Belastung (Tab. 9).

Tab. 9: Wirksamkeit in Reduktionsfaktoren von Aosept Plus

Testorganismus	ohne Belastung		1 % Albumin + 0,1 % Mucin	
	Mindest-einwirkzeit (6 h)	"über Nacht" (8 h)	Mindest-einwirkzeit (6 h)	"über Nacht" (8 h)
S. aureus	>5,9	>5,9	>5,9	5,9
P. aeruginosa	>6,0	>6,0	>5,9	>5,9
S. marcescens	5,6	>5,9	5,0	6,0
E. facium	>5,7	>5,7	>5,9	>5,9
C. albicans	>4,5	>4,5	>4,4	>4,4
F. solani	4,0	>4,0	>3,8	>3,8
Beurteilung:	- sehr gute Wirksamkeit, erfüllt alle Anforderungen - neben Anovis Oxidice das beste Mittel im Test			

Avizor One Step erfüllt nicht die Anforderungen an ein Kontaktklinsendesinfektionsmittel gegen die geprüften Mikroorganismen ohne und mit Belastung. Lediglich gegen P. aeruginosa besteht eine ausreichende Wirksamkeit (Tab. 10).

Tab. 10: Wirksamkeit in Reduktionsfaktoren von Avizor One Step

Testorganismus	ohne Belastung		1 % Albumin + 0,1 % Mucin	
	Mindest-einwirkzeit (2 h)	"über Nacht" (8 h)	Mindest-einwirkzeit (2 h)	"über Nacht" (8 h)
S. aureus	0,1	0,1	0,5	0,4
P aeruginosa	>6,1	>6,1	>6,0	>6,0
S. marcescens	4,0	4,7	5,6	>6,1
E. facium	0,4	1,2	0,1	0,1
C. albicans	0,6	0.9	2,5	2,5
F. solani	0,4	0,5	0,4	0,8
Beurteilung:	- keine ausreichende Wirksamkeit - entspricht nur bei Pseudomonas den Anforderungen			

Bluevision erfüllt weitgehend die an ein Kontaktlinsendesinfektionsmittel gestellten Anforderungen - sowohl gegen die geprüften Bakterienspecies als auch gegen C. albicans mit und ohne Belastung. Eine Schwäche besteht gegenüber F. solani. (Tab. 11).

Tab. 11: Wirksamkeit in Reduktionsfaktoren von Bluevision

Testorganismus	ohne Belastung		1% Albumin + 0,1% Mucin	
	Mindest-einwirkzeit (6 h)	"über Nacht" (8 h)	Mindest-einwirkzeit (6 h)	"über Nacht" (8 h)
S. aureus	5,1	5,0	4,1	4,2
P. aeruginosa	>6,0	>6,0	>5,9	>5,9
S. marcescens	5,6	5,6	4,9	5,5
E. facium	>5,7	>5,4	>5,9	>5,9
C. albicans	4,5	>4,5	4,1	4,1
F. solani	2,8	2,8	3,0	2,9
Beurteilung:	- sehr gute Wirksamkeit - leichte Schwäche bei der Reduktion von F.solani			

Easysept erfüllt weitgehend die an ein Kontaktlinsendesinfektionsmittel gestellten Anforderungen gegen die geprüften Mikroorganismen mit und ohne Belastung. Eine Schwäche besteht gegenüber S. aureus (Tab. 12).

Tab. 12: Wirkungsamkeit in Reduktionsfaktoren von Easysept

Testorganismus	ohne Belastung		1 % Albumin + 0,1 % Mucin	
	Mindest-einwirkzeit (6 h)	"über Nacht" (8 h)	Mindest-einwirkzeit (6 h)	"über Nacht" (8 h)
S. aureus	2,8	2,8	4,5	>5,7
P. aeruginosa	>6,0	>6,0	>5,9	>5,1
S. marcescens	5,0	4,9	>6,0	>6,0
E. facium	>5,7	>5,7	>5,9	>5,9
C. albicans	>4,5	>4,7	>4,4	>4,4
F. solani	4,0	4,0	>3,8	3,8
Beurteilung:	- sehr gute Wirksamkeit - ungenügende Reduktion von S.aureus			

Optosan Oxy erfüllt weitgehend die Anforderungen an ein Kontaktlinsendesinfektionsmittel gegen die getesteten Mikroorganismen mit und ohne Belastung. Schwächen existieren bei S. aureus (Tab. 13).

Tab. 13: Wirksamkeit in Reduktionsfaktoren von Optosan Oxy

Testorganismus	ohne Belastung		1 % Albumin + 0,1 % Mucin	
	Mindest-einwirkzeit (6 h)	"über Nacht" (8 h)	Mindest-einwirkzeit (6 h)	"über Nacht" (8 h)
S. aureus	3,2	3,2	5,7	5,7
P. aeruginosa	>6,0	>6,0	>5,9	>5,9
S. marcescens	5,6	5,6	6,0	6,0
E. facium	>5,7	>5,7	>5,9	>5,9
C. albicans	4,5	>4,5	4,4	4,4
F. solani	>3,8	>3,8	>3,8	>3,8
Beurteilung:	- sehr gute Wirksamkeit - leichte Schwäche bei der Reduktion von S. aureus			

Oxysept Comfort erfüllt nicht die Anforderungen an ein Kontaktlinsendesinfektionsmittel gegenüber den geprüften Mikroorganismen. Gegen S. aureus ist es nahezu wirkungslos. Eine ausreichende Reduktion wird nur bei P. aeruginosa erreicht. Oxysept verliert unter Belastung und bei längerer Einwirkzeit deutlich an Wirkung (Tab. 14).

Tab. 14: Wirkungsamkeit in Reduktionsfaktoren von Oxysept Comfort

Testorganismus	ohne Belastung		1 % Albumin + 0,1 % Mucin	
	Mindest-einwirkzeit (6 h)	"über Nacht" (8 h)	Mindest-einwirkzeit (6 h)	"über Nacht" (8 h)
S. aureus	0,4	0,3	0,5	0,5
P. aeruginosa	>6,0	>6,0	>5,9	>5,1
S. marcescens	4,9	4,3	5,1	5,3
E. facium	4,0	3,1	2,8	2,8
C. albicans	3,5	3,8	2,8	3,0
F. solani	2,4	2,4	2,8	2,8
Beurteilung:	- befriedigende Wirksamkeit - ungenügende Reduktion von S. aureus, E. facium, C. albicans und F. solani			

Titmus H_2O_2 entpricht nur teilweise den Anforderungen an ein Kontaktlinsendesinfektionsmittel gegen die geprüften Mikroorganismen. Schwächen bestehen gegenüber S. aureus und F. solani sowie unter Belastung (Tab. 15).

Tab. 15: Wirksamkeit in Reduktionsfaktoren von Titmus H_2O_2

Testorganismus	ohne Belastung		1 % Albumin + 0,1 % Mucin	
	Mindest-einwirkzeit (6 h)	"über Nacht" (8 h)	Mindest-einwirkzeit (6 h)	"über Nacht" (8 h)
S. aureus	2,1	2,1	0,4	0,3
P. aeruginosa	>6,0	>6,0	>5,9	>5,9
S. marcescens	>5,9	>5,9	>6,0	>6,0
E. facium	>5,7	5,7	5,9	>5,9
C. albicans	>4,5	>4,5	3,4	4,5
F. solani	3,3	4,0	2,2	2,8
Beurteilung:	- gute Wirksamkeit - unzureichende Reduktion von S.aureus und unter Belastung			

2.2.3.2 All-in-One-Lösungen (alphabetisch geordnet)

AMA LENS Universal erfüllt nicht die antimikrobiellen Anforderungen an ein Kontaktlinsendesinfektionsmittel. Unter Belastung ist die Wirkung nahezu aufgehoben. Auch längere Einwirkzeiten haben kaum einen Effekt (Tab. 16).

Tab. 16: Wirksamkeit in Reduktionsfaktoren von AMA LENS Universal

Testorganismus	ohne Belastung		1 % Albumin + 0,1 % Mucin	
	Mindest-einwirkzeit (4 h)	"über Nacht" (8 h)	Mindest-einwirkzeit (4 h)	"über Nacht" (8 h)
S. aureus	0,0	0,1	0,0	0,0
P. aeruginosa	0,5	1,0	0,6	0,5
S. marcescens	0,5	1,0	0,0	-0,2
E. facium	0,3	0,3	0,0	0,0
C. albicans	0,3	0,1	0,1	0,1
F. solani	0,3	0,7	0,1	0,1
Beurteilung:	- fehlende Wirksamkeit - kompletter Wirkungsverlust unter Belastung			

Ohne Belastung erfüllt **Avizor All Clean Soft** bei P. aeruginosa und S. marcescens knapp die Anforderungen der DIN 14729, nicht aber die in diesem Test zugrunde gelegten Anforderungen. Unter Belastung verliert es dagegen deutlich an Wirkung (Tab. 17).

Tab. 17: Wirksamkeit in Reduktionsfaktoren von Avizor All Clean Soft

Testorganismus	ohne Belastung		1 % Albumin + 0,1 % Mucin	
	Mindest-einwirkzeit (4 h)	"über Nacht" (8 h)	Mindest-einwirkzeit (4 h)	"über Nacht" (8 h)
S. aureus	1,0	1,0	0,0	0,0
P. aeruginosa	4,4	5,9	0,7	0,7
S. marcescens	2,8	3,5	0,0	0,0
E. facium	0,7	0,8	0,0	0,0
C. albicans	0,9	0,9	0,0	0,1
F. solani	0,1	1,7	0,0	0,2
Beurteilung:	- keine ausreichende Wirksamkeit - Reduktion nur bei P.aeruginosa ohne Belastung normgerecht - kompletter Wirkungsverlust unter Belastung			

Complete Moisture Plus erfüllt nicht die Anforderungen an ein Kontaktlinsendesinfektionsmittel. Unter Belastung tritt ein weiterer Wirkungsverlust auf (Tab. 18).

Tab. 18: Wirksamkeit in Reduktionsfaktoren von Complete Moisture Plus

Testorganismus	ohne Belastung		1 % Albumin + 0,1 % Mucin	
	Mindest-einwirkzeit (4 h)	"über Nacht" (8 h)	Mindest-einwirkzeit (4 h)	"über Nacht" (8 h)
S. aureus	0,1	0,3	0,0	-0,1
P. aeruginosa	0,5	0,5	0,6	0,7
S. marcescens	1,5	1,9	-0,1	-0,2
E. facium	1,0	1,1	0,1	0,1
C. albicans	0,1	0,2	0,2	0,2
F. solani	0,7	0,9	0,1	0,2
Beurteilung:	- keine ausreichende Wirksamkeit - kompleter Wirkungsverlust unter Belastung			

Eyesee Only One Solution erfüllt nicht die Anforderungen an ein Kontaktlinsendesinfektionsmittel gegenüber den Testorganismen. Ohne Belastung und bei langer Einwirkzeit ist die Wirksamkeit gegen P. aeruginosa und S. marcescens befriedigend (Tab. 19).

Tab. 19: Wirksamkeit in Reduktionsfaktoren von Eyesee Only One Solution

Testorganismus	ohne Belastung		1 % Albumin + 0,1 % Mucin	
	Mindest-einwirkzeit (4 h)	"über Nacht" (8 h)	Mindest-einwirkzeit (4 h)	"über Nacht" (8 h)
S. aureus	0,4	0,7	0,2	0,2
P. aeruginosa	1,9	3,6	0,7	0,7
S. marcescens	2,4	3,1	-0,1	0,0
E. facium	0,6	0,6	0,2	0,2
C. albicans	1,2	1,2	0,1	0,2
F. solani	1,9	2,4	0,2	0,2
Beurteilung:	- keine ausreichende Wirksamkeit - kompletter Wirkungsverlust unter Belastung			

Lenscare Kombilösung erfüllt nicht die Anfordungen dieses Tests. Unter Belastung und nach längerer Einwirkzeit ist sogar eine Vermehrung der Mikroorganismen möglich (Tab. 20).

Tab. 20: Wirksamkeit in Reduktionsfaktoren von Lenscare Kombilösung

Testorganismus	ohne Belastung		1 % Albumin + 0,1 % Mucin	
	Mindest-einwirkzeit (4 h)	"über Nacht" (8 h)	Mindest-einwirkzeit (4 h)	"über Nacht" (8 h)
S. aureus	0,0	0,1	0,1	0,1
P. aeruginosa	0,6	0,7	0,7	0,6
S. marcescens	0,2	0,7	-0,1	-0,1
E. facium	0,0	0,1	0,1	0,1
C. albicans	-0,1	0,1	0,1	0,1
F. solani	0,1	0,2	0,2	0,2
Beurteilung:	- keine ausreichende Wirksamkeit - kompletter Wirkungsverlust unter Belastung			

Ohne Belastung zeigt **Optifree Express** eine befriedigende Leistung. P. aeruginosa, E. facium und C. albicans werden normgerecht reduziert. Unter Belastung tritt dagegen ein Wirkungsverlust gegenüber allen Mikroorganismen auf (Tab. 21).

Tab. 21: Wirksamkeit in Reduktionsfaktoren von Optifree Express

Testorganismus	ohne Belastung		1 % Albumin + 0,1 % Mucin	
	Mindest-einwirkzeit (6 h)	"über Nacht" (8 h)	Mindest-einwirkzeit (6 h)	"über Nacht" (8 h)
S. aureus	2,3	2,5	1,3	1,5
P. aeruginosa	>5,9	>5,9	1,6	1,7
S. marcescens	2,5	2,9	0,0	0,0
E. facium	3,9	4,5	0,5	0,5
C. albicans	4,5	4,5	0,1	0,0
F. solani	2,4	2,8	0,5	0,6
Beurteilung:	- befriedigende Wirkung ohne Belastung - starker Wirkungsverlust unter Belastung			

Optosan Soft erfüllt nicht die Anforderungen eines Kontaktlinsendesinfektionsmittels. Unter Belastung ist die Wirkung nahezu aufgehoben (Tab. 22).

Tab. 22: Wirksamkeit in Reduktionsfaktoren von Optosan Soft

Testorganismus	ohne Belastung		1 % Albumin + 0,1 % Mucin	
	Mindest-einwirkzeit (4 h)	"über Nacht" (8 h)	Mindest-einwirkzeit (4 h)	"über Nacht" (8 h)
S. aureus	0,1	0,1	0,0	0,0
P. aeruginosa	0,7	1,0	0,6	0,6
S. marcescens	0,8	1,3	0,1	-0,1
E. facium	0,3	0,4	0,0	0,1
C. albicans	0,1	0,0	0,0	0,0
F. solani	0,6	0,9	0,0	0,1
Beurteilung:	- keine ausreichende Wirksamkeit - kompletter Wirkungsverlust unter Belastung			

Renu Classic erfüllt nicht die Anforderungen an ein Kontaktlinsendesinfektionsmittel. Ohne Belastung sind längere Einwirkzeiten zu empfehlen. Mit Belastung ist die Wirkung sehr schlecht (Tab. 23).

Tab. 23: Wirksamkeit in Reduktionsfaktoren von Renu Classic

Testorganismus	ohne Belastung		1 % Albumin + 0,1 % Mucin	
	Mindest-einwirkzeit (4 h)	"über Nacht" (8 h)	Mindest-einwirkzeit (4 h)	"über Nacht" (8 h)
S. aureus	0,0	0,2	0,1	0,2
P. aeruginosa	1,1	1,9	0,7	0,8
S. marcescens	0,4	1,4	0,0	0,0
E. facium	0,0	0,3	0,1	0,1
C. albicans	0,5	0,6	0,3	0,3
F. solani	0,9	1,5	0,1	0,2
Beurteilung:	- keine ausreichende Wirkung - Wirkungsverlust unter Belastung			

Solocare Aqua erfüllt nicht die Anforderungen an ein Kontaktlinsendesinfektionsmittel. Unter Belastung verliert es vollständig an Wirkung bzw. es kommt sogar zur Vermehrung der Testorganismen (Tab. 24).

Tab. 24: Wirksamkeit in Reduktionsfaktoren von Solocare Aqua

Testorganismus	ohne Belastung		1 % Albumin + 0,1 % Mucin	
	Mindest-einwirkzeit (4 h)	"über Nacht" (8 h)	Mindest-einwirkzeit (4 h)	"über Nacht" (8 h)
S. aureus	0,0	0,0	0,0	0,1
P. aeruginosa	1,2	1,7	0,9	0,7
S. marcescens	0,3	0,9	0,0	-0,2
E. facium	0,3	0,3	0,0	0,0
C. albicans	0,2	0,5	0,0	0,1
F. solani	1,0	1,3	0,1	0,2
Beurteilung:	- keine ausreichende Wirkung - kompletter Wirkungsverlust unter Belastung			

2.2.3.3 Sauerstoffabspalter

Anovis oxidice erfüllt alle Anforderungen an ein Kontaktlinsendesinfektionsmittel gegenüber den geprüften Mikroorganismen. Lediglich bei F. solani unter Belastung und kurzer Einwirkzeit von 30 min bestehen leichte Wirkungsschwächen (Tab. 25).

Tab. 25: Wirksamkeit in Reduktionsfaktoren von Anovis oxidice

Testorganismus	ohne Belastung		1 % Albumin + 0,1 % Mucin	
	Test-einwirkzeit (30 min)	Mindest-einwirkzeit (60 min)	Test-einwirkzeit (30 min)	Mindest-einwirkzeit (60 min)
S. aureus	>5,8	>5,8	>5,8	>5,8
P. aeruginosa	>6,1	>6,1	>6,1	>6,1
S. marcescens	>5,9	>5,9	>5,9	>5,9
E. facium	>5,8	>5,8	>5,8	>5,8
C. albicans	>4,0	>4,0	>4,0	>4,0
F. solani	>4,0	>4,0	>3,4	>3,9
Beurteilung:	- sehr gute Wirksamkeit, erfüllt alle Anforderungen innerhalb von 60 min - neben Aosept Plus mit 6 h Mindesteinwirkzeit das beste Mittel im Test			

2.3 Diskussion

2.3.1 Methodik und Ergebnisse der Marktanalyse

Die Liste der meistverkauften Mittel wurde uns von der Fielmann AG zur Verfügung gestellt. Sie ist allerdings nicht offiziell bestätigt. Angemerkt sei an dieser Stelle, dass die Zahlen aus dem Jahre 2005 stammen, sich der Markt aber schnell ändert. So waren bei dieser Analyse nur etwa die Hälfte der Lösungen von der Ökoteststudie 2003 vertreten. Bei anderen Lösungen wechselte der Name - inwiefern sich auch die Zusammensetzungen geändert haben, bleibt aufgrund mangelnder Deklaration und Auskunftsbereitschaft der Hersteller jedoch unklar. Generell ist die Deklaration der Inhaltsstoffe bei vielen Produkten mangelhaft. So musste die Zusammensetzung häufig aus verschiedenen Quellen (frühere Studien, Internet) recherchiert werden und ist als unverbindlich anzusehen.

Ein anderes Problem betraf alle Produkte des Marktriesen Cibavision, der u. a. Solocare Aqua, Bluevision und Titmus herstellt. Aufgrund eines Produktionsstopps konnten diese Mittel nur mühsam aus Lagerbeständen besorgt werden. Inwiefern das zu Käufer- und damit zu Marktstellungsverlust geführt hat, bleibt abzuwarten. Wir entschieden uns dennoch Cibavision-Produkte zu testen.

Schließlich erschienen viele Off-Label- und No-Name-Produkte nicht im Test, da ihr Stellenwert gering ist und zudem oftmals bekannte Hersteller bzw. Produkte hinter diesen Hausmarken einiger Großhändler stecken (Tab. 26). Weltweit generierten 2004 die vier Marktführer Bausch & Lomb, AMO, Alcon und Cibavision über 80 % des Gesamtumsatzes an Kontaktlinsenpflegemitteln.[7] In unserer Studie wurden 8 Hersteller, bekannte Off-Label sowie ein Apothekenprodukt getestet, so dass wir davon ausgehen, mindestens 95 % des Marktes in Deutschland erfasst zu haben.

Tab. 26: Bekannte Off-Label-Produkte

Verkaufsname	Händler	Markenname	Hersteller	Quelle
Oculsoft Premium	Opticland	Renu Classic	Bausch & Lomb	48
iWear premium	Apollo Optic	Solocare Aqua	CibaVision	49
iWear comfort	Apollo Optic	Bluevision	CibaVision	49
Oculsoft Premium	Bode Optic	Renu Classic	Bausch & Lomb	50

2.3.2 Zusammensetzung des Tränenfilms

Auf der Basis unserer Recherchen schien es uns aus Gründen der Praktikabilität und unter einer worst-case-Annahme zweckmäßig, die Belastung mit 1 % Albumin und 0,1 % Mucin anzusetzen. Damit ist sie theoretisch bis um den Faktor 1000 zu groß, betrachtet man absolute Zahlen und berechnet, ausgehend nur vom Tränenfilm auf der Kontaktlinse, die entsprechend anteilige Mucin- und Albuminmenge. Dieses Vorgehen erschien aber insofern fragwürdig, da einerseits der genaue Aufbau und die Zusammensetzung des Tränenfilms vor und hinter der Kontaktlinse unbekannt sind, andererseits der an der Kontaktlinse anhaftende Anteil der Tränenflüssigkeit nicht mit dem gesamten Volumen des Kontaktlinsendesinfektionsmittels in Berührung kommt, sondern nur mit der Grenzschicht zur Linse.

2.3.3 Methodik der Pflegemitteltestung

Grundsätzlich kann ein in-vitro-Test wie er hier durchgeführt wurde den Bedingungen und dem Vorgehen der Praxis nicht entsprechen und daher nur Hinweise auf die reale Wirksamkeit geben und so als Screening dienen. Allerdings ist ein vollständiger Praxistest aufgrund der Vielzahl an Pflegemitteln, Kontaktlinsen und Umweltbedingungen nicht mit der Anzahl der in diesem Test untersuchten Kontaktlinsendesinfektionsmittel und Testorganismen durchführbar. Außerdem ist anzumerken, dass auf am Auge getragenen Kontaktlinsen Ablagerungen und Biofilme entstehen,[38] die die Wirkung von Kontaktlinsendesinfektionsmitteln beeinflussen und auch bei einer geringen Erregerbelastung in der Realität schlechtere Ergebnisse erwarten lassen. [23] Das Hauptaugenmerk einer Detailprüfung sollte daher auf cytotoxischen Wechselwirkungen zwischen Kontaktlinse, Desinfektionsmittel und Hornhautepithel liegen. Eine Arbeit mit Zellkulturen und fertig aufbereiteten Linsen ist z. Z. als Screeningverfahren für ausgewählte Kontaktlinsendesinfektionsmittel hier am Institut in Vorbereitung.

2.3.4 Ergebnisse der Pflegemitteltestung

Wie aus früherer Literatur bekannt ist, stellen die Peroxidlösungen den Standard dar (Tab. 27), wenngleich nur ein Mittel (Aosept Plus) den strengen

Anforderungen nach Kramer et al.[8] vollständig gerecht wurde und 3 Präparate (Aosept Plus, Bluevision, Optosan Oxy) die Kriterien der DIN ISO 14729 erfüllen. 2/3 der Mittel weisen Schwächen bei S. aureus und F. solani sowie unter Belastung auf. Generell empfiehlt sich daher die längere Einwirkzeit von 8 h. Die Wirkung allgemein scheint jedoch weniger von der Belastung abhängig zu sein, da gute bzw. schlechte Mittel auch unter Belastung gut bzw. schlecht wirken. Weiterhin sollen die Mittel Avizor One Step und Titmus H_2O_2. erwähnt werden. Ersteres ist mit einer Mindesteinwirkzeit von nur 2 h deklariert, wirkt dabei aber nur bei P. aeruginosa und S. marcescens ausreichend. Titmus H_2O_2 hat nur eine Peroxidkonzentration von 0,6 % statt der üblichen 3 %. Dafür wirkt während der Desinfektionszeit noch kein Neutralisator auf dieses Mittel wie bei den anderen Präparaten. Die Ergebnisse sind gut. Leichte Schwächen zeigen sich unter Belastung, was auf einen schnelleren H_2O_2–Verbrauch zurückzuführen sein dürfte.

Tab. 27: Erfüllung der Anforderungen nach DIN 14729[10] und Kramer et al.[8]

Präparat	DIN ISO 14729 a)													Kramer et al. b)													
	ohne Belastung						mit Belastung						∑	ohne Belastung						mit Belastung						∑
	SA	PA	SM	EF	CA	FS	SA	PA	SM	EF	CA	FS		SA	PA	SM	EF	CA	FS	SA	PA	SM	EF	CA	FS	
Peroxide																										
Aosept Plus	+	+	+	+	+	+	+	+	+	+	+	+	+	+	+	+	+	+	+	+	+	+	+	+	+	+
Avizor One Step		+	+					+	+		+				+						+	+				
Bluevision	+	+	+	+	+	+	+	+	+	+	+	+	+	+	+	+	+	+		+	+	+	+	+	+	
Easysept		+	+	+	+	+	+	+	+	+	+	+			+	+	+	+	+	+	+	+	+	+	+	
Optosan Oxy	+	+	+	+	+	+	+	+	+	+	+	+	+		+	+	+	+	(+)	+	+	+	+	+	+	
Oxysept Comfort		+		+	+	+		+	+	+	+	+			+						+	+		+*		
Titmus H_2O_2		+	+	+	+	+		+	+	+	+	+			+	+	+	+	+*		+	+	+	+		
All-in-One																										
Amalens Universal																										
Avizor All Clean Soft		+*	+*			+									+*											
Complete Moist. Plus																										
Eyesee Only One Sol.		+*	+*		+	+																				
Lenscare Kombilsg.																										
Optifree Express		+		+	+	+	+	+							+			+								
Optosan Soft																										
Renu Classic						+*																				
Solocare aqua						+*																				
O_2-Abspalter																										
Anovis Oxidice	+	+	+	+	+	+	+	+	+	+	+	+	+	+	+	+	+	+	+	+	+	+	+	+	+	+

SA - S. aureus
PS - P. aeruginosa
SM - S. marcescens
EF - E. facium
CA - C. albicans
FS - F. Solani

+ Anforderungen in Regelzeit erfüllt
+* Anforderungen nach verlängerter Einwirkzeit erfüllt
(+) Anforderungen knapp erfüllt
∑ Anforderungen insgesamt erfüllt

a) Bakterien RF >3
Pilze RF >1
b) Bakterien RF >5 (>4 bei Belastung)
Pilze RF>4 (>3 bei Belastung)

All-in-One-Lösungen erfüllen weder die strengen Anforderungen nach *Kramer et al.*[8] noch die geringeren Anforderungen der *DIN ISO 14729*[10]. Nur ein Mittel (Optifree express) wies ohne Belastung befriedigende Leistungen auf. Bei einigen All-in-One-Lösungen (Avizor All Clean Soft, Eyesee Only One Sol., Renu Classic, Solocare Aqua) verbessert eine auf 8 h verlängerte Einwirkzeit die Wirkung erheblich, jedoch kommt es unter Belastung präparatabhängig bis zum vollständigen Versagen. Auffällig war, dass die Reduktionsfaktoren und damit die Wirkung unter Belastung z. T. sogar negativ wurden, was einer Vermehrung der Testorganismen entspricht. Dieses Phänomen trat vor allem bei S. marcescens auf, der schon in anderen Untersuchungen mit bis zu 10^5 KbE/ml in den Pflegemitteln selbst gefunden wurde.[18, 13] Dies bestätigt eine gewisse Desinfektionsmittelresistenz gegen All-in-One-Lösungen.

Die dritte Kategorie stellen Sauerstoffabspalter mit der getesteten Musterlösung von Anovis dar. Diese Präparateklasse hebt sich mit einer hohen Wirksamkeit schon nach 30 min hervor, wobei nach 60 min auch unter Belastung die strengen Anforderungen nach Kramer et al.[8] vollständig erfüllt sind. Bezüglich der Handhabung und Verträglichkeit gegenüber Linsen und Trägern kann aufgrund der frühen Entwicklungsphase noch keine Aussage getroffen werden. Orientierende Vorversuche an getragenen Linsen ergaben bisher keinen Hinweis auf Materialschädigungen. (persönliche Mitteilung Fr. Rändler, 2007)

Die folgende Tabelle vergleicht die allgemeine mikrobiozide Wirkung ausgewählter Prüfsubstanzen mit früheren Untersuchungen. Dabei wurde in *sehr gut*, *gut* und *schlecht bzw. nicht wirksam* unterschieden. Eine weitere Unterteilung nach *Belastung und Erreger* fand übersichtshalber nicht statt, da die Messwerte in den einzelnen Studien kaum differierten. Erwartungsgemäß ähneln sich die Ergebnisse. Die aufgetretenen Unterschiede können jedoch Ursachen haben wie:

- biologische Streuung im Prüfmodell des quantitativen Suspensionsversuchs,
- höhere Erregerlast der Desinfektionsmittelprüfansätze zur Abbildung der geforderten Reduktionsfaktoren,
- die von anderen Studien abweichende Belastung mit Mucin und Albumin,
- zusätzliches Auszählen nach 48 h und 72 h statt nur, wie in der DIN ISO 14729 vorgesehen, 24 h.

Tab. 28: Ergebnissvergleich mit anderen Studien

Prüfsubstanz (alphabetisch geordnet)	**Studie** Kramer[8]	HGW[51]	Bonn[52]	Ökotest[9]
Aosept Plus	+	+	+	+
Complete (Moisture Plus)*	+/-	-	-	+/-
Easysept	n.u.	-	+	+
Eyesee Only One Solution	n.u.	-	+/-	n.u.
Lenscare Kombilösung	n.u.	-	-	-
Optifree Express	-	+/-	n.u.	+/-
Optosan Soft	n.u.	-	-	+/-
Oxysept Comfort	+/-	+/-	n.u.	+
Renu Classic	-	-	-	-
Solocare Soft (Aqua)*	-	-	n.u.	+/-
Titmus H_2O_2	+/-	+/-	n.u.	n.u.

* abweichende Bezeichnung in einzelnen Studien
+ Reduktionsfaktoren gegenüber allen getesten Mikroorganismen ausreichend (>5)
+/- Reduktionsfaktoren gegenüber einzelnen Mikroorganismen nicht ausreichend
- Reduktionsfaktoren gegenüber allen getesteten Mikroorganismen nicht ausreichend

Ein anderes Problem betrifft die Kontrollen. Die K02 (Kontrolle des Rückgewinnungsmediums) und K03 (Kontrolle der Nichttoxizität) zeigten oft bis zu 50 % höhere Koloniezahlen als K01 (Kontrolle der Ausgangskoloniezahl). Das bedeutet, dass die Einwirkzeit von 5 + 30 min im Einzelfall zu lang war und es während des Neutralisationsschritts zu einer KbE-Vermehrung kam. Anders ausgedrückt: Die KbE-Reduktion ist größer als der nach der Neutralisation bestimmte Wert. Der errechnete Reduktionsfaktor ist demzufolge dann zu niedrig, d. h. das einzelne Mittel schneidet schlechter ab. Bei max. 50 % entspricht der Fehler ca. 0,2 RF gemäß der Rechnung lg (1,5x)-lg(x). Betrachtet man die Ergebnisse, stellt man jedoch fest, dass sich die Gesamtaussage über die Wirksamkeit nicht bedeutsam verändert. Damit scheint dieser Fehler vernachlässigbar.

2.4 Schlussfolgerungen mit weiterführenden Gedanken

Die Ergebnisse der antimikrobiellen Wirksamkeit von Kontaktlinsenpflegemitteln sind alarmierend, wenngleich nicht neu oder unerwartet. Während Peroxidlösungen größtenteils den Anforderungen entsprechen, sind All-in-One-Lösungen z. Z. nicht zu empfehlen. Diese Mehrzwecklösungen stellen einen eher schlechten Kompromiss aus unwirksamer Desinfektion und Bequemlichkeit dar. Beunruhigend sollte daher die immer stärkere Verbreitung dieser Mittel sein, was möglicherweise in Zukunft zu einem gehäufteren Auftreten einer bakteriellen Keratitis bei Kontaktlinsenträgern führt. Ob – wie von den Herstellern propagiert - das immer schnellere Ersetzen bzw. die geringere Nutzungsdauer weicher Kontaktlinsen diese Gefahr minimieren,[39,40] bleibt fragwürdig, da auch frische Kontaktlinsen sowie Pflegemittel und Aufbewahrungsgefäße in anderen Studien kontaminiert vorgefunden wurden.[18] Das wird erklärbar durch die in diesem Test aufgetretene bakteriostatische statt bakterioziden Wirkung einiger Mittel (z. B. Aqua, Complete Moisture Plus). Schlimmstenfalls kann es sogar zur Vermehrung von Mikroorganismen im Kontaktlinsendesinfektionsmittel kommen. Wir empfehlen an dieser Stelle weitergehende Untersuchungen. Auch sollten bei zunehmender Komplexität der Desinfektionsmittel und Linsen mögliche Interaktionen zwischen Kontaktlinsenmaterial, Pflegemittel und Cornea im Einzelfall untersucht werden, damit es nicht zu chemisch induzierten Hornhautverletzungen mit anschließenden Keratitiden kommt, wie es bei dem Mittel Renu MoistureLoc aufgetreten ist.

Die vorliegende Studie soll auf die Komplexität des Themas sowie die unzureichende antimikrobielle Wirkung der All-in-One-Lösungen hinweisen und als Anregung für die Entwicklung besserer Pflegemittel dienen. Die Anzahl aber auch das Alter der Kontaktlinsenträger werden zunehmen und damit die Bedeutung einer wirkungsvollen Desinfektion. Eine aussichtsreiche Innovation stellt zur Zeit der Sauerstoffabspalter Anovis Oxidice dar, der im Test allen anderen Desinfektionsmitteln bezüglich seiner Wirksamkeit überlegen war. Auf Grund der chemischen Zusammensetzung ist eine ausreichende Kompatibilität für weiche Kontaktlinsen zu erwarten. Das und die Langzeitverträglichkeit nach Aufbereitung der Kontaktlinse mit dem menschlichen Auge müssen jedoch noch geprüft werden. Bis dahin empfehlen wir den allgemeinen Gebrauch von Peroxidlösungen.

3 Zusammenfassung

Kontaktlinsenträger haben ein erhöhtes Risiko, an einer bakteriellen Keratitis zu erkranken. Dabei spielen die mechanische Irritation der Hornhaut wie auch die unzureichend antimikrobielle Wirksamkeit der Kontaktlinsenpflegemittel eine entscheidende Rolle. Deshalb wurde durch in-vitro-Versuche die mikrobiozide Wirksamkeit der am häufigsten angewandten Handelspräparate für weiche Linsen einer vergleichenden Prüfung unterzogen. Zusätzlich wurde ein alternativer Wirkstoff für diesen Anwendungsbereich geprüft.

Die Untersuchungen erfolgten auf Grundlage der DIN ISO 14729 für Kontaktlinsenpflegemittel mit All-in-One-, Peroxidlösungen und einem Sauerstoffabspalter. Dabei wurde ein quantitativer Suspensionstest mit den folgenden, für das Auge relevanten Erregern durchgeführt: S. aureus, P. aeruginosa, S. marcesens, E. facium, F. solani und C. albicans. Zusätzlich fand eine Testung unter Belastung mit 1 % Albumin und 0,1 % Mucin statt, da frühere Studien darauf hinwiesen, dass die Desinfektionsmittel unter Zusatz von Albumin und Mucin, die natürlicherweise in der Tränenflüssigkeit vorkommen, deutlich an Wirksamkeit verlieren können.

Die Ergebnisse sind alarmierend, wenngleich nicht unerwartet. Während Peroxidlösungen größtenteils den Anforderungen entsprechen, sind All-in-One-Lösungen nicht zu empfehlen. Gerade unter Belastung verlieren diese deutlich an Wirkung. An dieser Stelle sei die DIN 14729 kritisiert, die eine Belastungstestung nicht obligatorisch vorsieht. Ebenso verzichtet die Norm auf eine Testung mit Viren und an Biofilmen sowie auf eine Untersuchung auf Interaktionen zwischen Kontaktlinse, Desinfektionsmittel und Auge, die gegebenenfalls zu Keratitiden führen können.

Beunruhigend ist, dass die schlecht wirksamen All-in-One-Lösungen aufgrund der bequemen Anwendbarkeit immer stärker Verwendung finden und die Peroxide vom Markt verdrängen. Eine aussichtsreiche Alternative könnte der Sauerstoffabspalter Anovis Oxidice darstellen. Erste mikrobiologische Untersuchungen zeigen eine hohe Wirksamkeit bei kurzer Einwirkzeit. Material- und Augenverträglichkeit müssen jedoch noch geprüft werden. Bis dahin empfehlen wir die Verwendung von Peroxidsystemen.

4 Literaturverzeichnis

1 Brewitt H. Kontaktlinsen. 2. Kontaktlinsenassoziierte Infektionen, Klin Monatsbl Augenheil 1997; 211:710.

2 Mathews TD, Frazer DG, Minassian D D. Risks of keratitis and patterns of use with disposable contact lenses. Arch Ophthalmol 1992; 100:1559-1562.

3 Stapleton F, Dart JKG, Minassian D. Risk factors with contact lens related suppurative keratis. CLAO 1993 10; 204-209.

4 Schein OD, Glynn R, Poggio EC. The relative risk of ulcerative keratitis among users of daily-wear and extended-wear soft contact lenses. New Eng J Med 1989; 321:773-778.

5 Mondino BJ, Weissman BA, Farb MD. Corneal ulcers associated with daily-wear and extended-wear contact lenses. Am J Ophthalmol 1986; 102:58-65.

6 Marktstudie der Kontaktlinsenindustrie. Internetressource: http://www.augen.co.at/news/2006/juni_2006/20_06_2006_marktstudie.html gelesen am 29.05.06.

7 Bausch & Lomb. Fact booklet 2004. Internetressource: http://www.bausch.com/en_US/downloads/corporate/ir/general/fact_book2004.p df gelesen am 29.05.06; S.1-4.

8 Kramer A, Rudolph P, Werner HP. Antimicrobial Efficacy of Contact Lens Care Products and Critical Comment on ISO/FDIS 14729, In: Kramer, A., Behrens-Baumann W (eds). Antiseptic prophylaxis and therapy in ocular infections. Basel: 2002; 343-361.

9 Hygiene Nord GmbH. Prüfbericht Kontaktlinsen-Desinfektionsmittel. Greifswald 2003.

10 DIN ISO/FDIS 14729, Augenoptik – Kontaktlinsenpflegesysteme - Mikrobiologische Anforderungen und Prüfverfahren für Produkte und Systeme zum Hygienemanagement von Kontaktlinsen, Brüssel 2001.

11 Weltweite Marktrücknahme: Reinigungsmittel für Kontaktlinsen begünstigt Fusarium-Keratitis http://www.aerzteblatt.de/v4/news/newsdruck.asp?id=24240 vom 18.5.06, download 20.7.06.

12 Samianiego CA, Vision unlimited, 21st APAO congress, Singapore 7/2006, http:/www.medobserver.com/jul2006/sprep.html, gelesen am 11.11.2006.

13 Kramer A, Wernet M, Rudolph P. Anpassung weicher Kontaktlinsen – ein bisher vernachlässigtes Infektionsrisiko, Hyg Med 1995; 20:278-291.

14 Roth HW. Zur Ätiologie und Pathogenese des Hornhautulkus beim Kontaktlinsenträger. Contactologia 1990 12; 110-114.

15 Willcox MD, Power KN, Stapleton F, Leitch C, Harmis N, Sweeney DF. Potential sources of bacteria that are isolated from contact lenses during wear. Optom vis Sci 1997 74(12); 1030-1038.

16 Guttman C. Contact lens contamination is prevalent. Ophthalmology Times 1996, 1-14.

17 Kanpolat A, Kalayci D, Arman D, Dürük K. Contamination in contact lens care systems. CLAO 1992 18(2); 105-107.

18 Rudolph P, Adam C, Jülich WD, Kramer A. Vermeidung eines Infektionsrisikos bei der Kontaktlinsenanpassung, Contactologia 1996 18(3); 189-195.

19 Behrens-Baumann W, Dobrinski B, Zimmermann O. Bakterienflora der Lider nach präoperativer Desinfektion. Klin Monatsbl Augenheil 1988; 192:40-43.

20 Gebel J. Standardmethoden der DGHM zur Prüfung chemischer Desinfektionsverfahren: Stand: 1. September 2001 / Deutsche Gesellschaft für Hygiene und Mikrobiologie, Wiesbaden: mhp; 2001.

21 Meißner S. Kontaktlinsenhygiene – richtige Pflege schützt vor Komplikationen, Pharmaz 1992; 137:467-472.

22 Schelle H. Kontaktlinsen: Neues Sehen – Selbst erleben. Stuttgart; TRIAS; 2000; 124- 126.

23 Müller A. KL-Chemie & Pflegemittel, http://www.optometrie.ch/shfa24/stuff/AM-KL-Mittel.pdf, geladen am 22.5.06. S. 1–25.

24 Janoff LE. Origin and development of hydrogen peroxide disinfection systems, CLAO 1990 16 (I): 36-42.

25 Internetlexikon: http://de.wikipedia.org/wiki/cornea

26 Wirbelauer C. Die Entwicklung der OCT der Hornhaut, Diss Fachbereich Medizin, Berlin 2006.

27 Wang J, Fonn D, Trefford LS, Lydnon J. Pre-corneal and pre- and post-lens tear film thickness measured with optical coherence tomography. Invest Ophthalmol Vis Sci 2003; 44:2524-2528.

28 Jason J, Nichols OD. Identifying influences on tear film thickness: Read how interferometry is helping researchers learn how contact lenses interact with the tear film, http://www.clspectrum.com/article.aspx?article=12930, gelesen am 29.05.06.

29 Hamano T, Mitsunaga S, Kotani S, / et al, Tear volume in relation to contact lens wear and age. CLAO 1990 16 I; 57-61.

30 Herbst V. Kontaktlinsen-Fibel: Möglichkeiten und Risiken, Pflege und Probleme bei Kontaktlinsen. Stuttgart: Wiss. Verl.ges.; 1988; 15.

31 Records RE. The tear film. In: Tasman, W, Jaeger EA. Duane´s Foundation of Clinical Ophthalmology 2000 2(3), 1-21.

32 Sack RA, Tan KO, Tan A. Diurnal tear cycle: Evidence for a nocturnal inflammatory constitutive tear fluid. Invest Ophthalmol Vis Sci 1992 33; 626-640.

33 Jaseplson AS, Lockood AW. Imunoelectrophoretic studies of the protein components of normal tears. J Immunol 1964; 93:532.

34 Reim M. Augenheilkunde. Stuttgart: Enke; 1990; 8-23.

35 Egeberg J, Norn MS. Ultrastructure of mucous thread in the inferior conjunctival fornix. Acta Ophthalmol 1967; 45:727.

36 Glasson MJ, Stapleton F, Keay L, Sweeney D, Willcox MDP. Differences in clinical parameters and tear film of tolerance and intolerance contact lens wearers. Invest Ophthalmol Vis Sci 2003; 44:5116-5124.

37 Hori Y, Argueso P, Spurr-Michaud S, Gipson IK. Mucins and contact lens wear. Cornea 2006; 25(2):176-181.

38 Wilson LA, Sawant AD, Ahearn DG. Comparative efficacies of soft contact lens disinfectant solutions against microbial films in lens cases. Arch Ophthalmol 1991; 109:1155-1157.

39 Farris RL. Extended wear contact lenses: boon or bane? CLAO 1994 20I; 73-77.

40 Coopersmith L, Weinstock FJ. Current recommendations and practice regarding soft lens replacement and disinfection. CLAO 1997 23III; 172-176.

41 Schnell D. Sport mit Kontaktlinsen. Teil 1: Physiologie und Pathophysiologie. Z prakt Augenheilk 2001; 22: 417-425.

42 Tost F. Praktische Bindehautzytologie. Ophthalmologe 1999; 96:276-289.

43 Berke A, Cagnolati W. Contact lens hygiene. In: Kramer A, Behrens-Baumann W, Antiseptic prophylaxis and therapy in ocular infections. Basel: Karger, 2002; 20:338-342.

44 Velasco J, Bermudes J. Comperative study on the microbial flora on contact lenses, in lens cases and in maintenance liquids. ICLC 1996; 22:55-58.

45 Wilson LA, Sawant AD, Simmons RB, Ahearn DG. Microbial contamination of contact lens storage cases and solutions. Am J Ophthalmol 1990; 110:193-198.

46 Samianiego CA. Vision unlimited. 21st APAO congress, Singapore 7/2006, http:/www.medobserver.com/jul2006/sprep.html, gelesen am 11.11.2006.

47 Weltweite Marktrücknahme: Reinigungsmittel für Kontaktlinsen begünstigt Fusarium-Keratitis http://www.aerzteblatt.de/v4/news/newsdruck.asp?id=24240 vom 18.5.06, gelesen am 20.7.06.

48 http://www.meinelinse.de/product_info.php?cPath=10&products_id=74

49 persönliche Mitteilung Herr Peters, Apollo Optik, 09.04.2006.

50 http://www.meinelinse.de/product_info.php?cPath=10&products_id=74.

51 Schneider A. In-vitro-Prüfung der mikrobioziden Wirksamkeit von 17 Kontaktlinsenpflegesystemen für weiche Linsen auf Basis der DIN ISO 14729, Diss Fachbereich Medizin, Greifswald 2007, S. 26.

52 Prof. Behrens-Baumann, persönliche Mitteilung, 10.11.2006.

5 Anhang

5.1 Untersuchte Kontaktlinsendesinfektionsmittel in alphabetischer Reihenfolge

AMA LENS Universal		
	Hersteller:	Barnaux
	Charge:	14854
	Inhalt:	360 ml
	Haltbarkeit:	02/2008, geöffnet bis 60 d
	Wirkstoff:	1 % Poloxamine 0,0001 % Polihexanid
	Hilfsstoffe:	1.5% Dexpanthenol 0,3 % Hydraflex Provitamin B5

Avizor ALL Clean Soft		
	Hersteller:	Avizor
	Charge:	Z177A
	Inhalt:	350 ml
	Haltbarkeit:	05/2009
	Wirkstoff	0,0002 % Polihexanid
	Hilfsstoffe:	0,25 % Poloxamer 0,1 % EDTA 0,05 % PVP Proteinlöser

Avizor One Step		
	Hersteller:	Avizor
	Charge:	Z23396
	Inhalt:	250 ml
	Haltbarkeit:	07/2008
	Wirkstoff:	3 % H_2O_2
	Hilsstoff	

Aosept Plus		
	Hersteller:	Ciba Vision
	Charge:	6107326
	Inhalt:	250 ml
	Haltbarkeit:	01/2008, geöffnet bis 90 d
	Wirkstoff:	3% H_2O_2
	Hilfsstoffe:	Phosphorsäure, Phosphatpuffersystem NaCl, nicht ionisches Tensid
Bluevision		
	Hersteller:	Ciba Vision
	Charge:	05105890
	Inhalt:	240 ml
	Haltbarkeit:	01/2007, geöffnet bis 90 d
	Wirkstoff:	3 % H_2O_2
	Neutralisator:	0,3 mg Katalase/Tablette
Complete Moisture Plus		
	Hersteller:	AMO
	Charge:	APO 1304
	Inhalt:	360 ml
	Verfallsdatum:	09/2006, geöffnet bis 90 d
	Wirkstoff:	0,0001% Polihexanid (PHMB)
	Hilfsstoffe:	0,01 % EDTA Hydroxypropylmethylcellulose (HPMC) Propyl-Glycol, Taurin
EasySept		
	Hersteller:	Bausch & Lomb
	Charge:	C6021.1
	Inhalt:	355 ml
	Haltbarkeit:	03/2008
	Wirkstoff:	3 % H_2O_2, gepuffert

EyeSee Only One Solution		
	Hersteller:	Lapis Lazulli
	Charge:	690DICIB
	Inhalt:	365 ml
	Haltbarkeit:	04/2009, geöffnet bis 90 d
	Wirkstoff:	0,00015 % Polihexanid (PHMB)
	Hilfsstoffe:	isotonische Pufferlsg. 0,1 % Hydroxypropyl-methylcellulose (HPMC) 0,01 % EDTA

Lenscare Kombilösung		
	Hersteller:	Lenscare
	Charge:	H108
	Inhalt:	360 ml
	Haltbarkeit:	03/2009, geöffnet vor Ablauf Haltbarkeit
	Wirkstoff:	0,00005% Polihexanid
	Hilfsstoffe:	0,1% EDTA gepufferte isotonische Lsg.

Optifree Express		
	Hersteller:	Alcon
	Charge:	63034F
	Inhalt:	250 ml
	Haltbarkeit:	01/2008
	Wirkstoff:	0,001 % Polyquad (Polidronium Chlorid) 0,0005% Aldox (Myristamidopropyl-dimethylamin)
	Hilfsstoffe:	Citrat Poloxamin EDTA Borsäure

Optosan Oxy		
	Hersteller:	Sauflon
	Charge:	68909
	Inhalt:	360 ml
	Haltbarkeit:	02/2009, geöffnet bis 90 d
	Wirkstoff:	3 % H_2O_2
Optosan Soft		
	Hersteller:	Sauflon
	Charge:	67643
	Inhalt:	380 ml
	Haltbarkeit:	10/2008, geöffnet bis 90 d
	Wirkstoff:	0,001 mg/ml Polihexanid
Oxysept Comfort		
	Hersteller:	AMO
	Charge:	E38500
	Inhalt:	240 ml
	Haltbarkeit:	09/2007, geöffnet bis 60 d
	Wirkstoff:	3% H_2O_2
		0,1 mg Katalase / Tablette
RENU Classic Kombilösung		
	Hersteller:	Bausch & Lomb
	Charge:	5H037.5
	Inhalt:	240 ml
	Haltbarkeit:	08/2007, geöffnet bis 6 Monate
	Wirkstoff:	1 % Poloxamin 0,0005 % DYMED™ (Polyaminopropylbiguanid)
	Hilfsstoffe :	Borsäure, Natriumedetat, Natriumtatraborat, Natriumchlorid

Solocare Aqua		
	Hersteller:	Ciba Vision
	Charge:	05106237
	Inhalt:	250 ml
	Haltbarkeit:	03/2007, göffnet bis 60 d
	Wirkstoff:	0,0001 % Polihexanid
	Hilfsstoffe:	Hydrolock (Dexpanthenol und Sorbitol) Dinatrium-EDTA, Poloxamer 407, Natriumphospat Tromethamin
Titmus H_2O_2		
	Hersteller:	Ciba Vision
	Charge:	05106536
	Inhalt:	250 ml
	Haltbarkeit:	02/2008, geöffnet bis 90 d
	Wirkstoff:	0,6 % H_2O_2

Anovis Oxidice (Sauerstoffabspalter für Kontaktlinsenreinigung, Prototyp)		
	Hersteller	Anovis GmbH
	Charge	Nicht deklariert
	Wirkstoff	Gleichgewichtsprodukt aus WPO, Percarbonsäure und Carbonsäure (aus patentrechtlichen Gründen keine näheren Angaben)
	Hilfsstoffe	Ringer-Lactat

Inaktivatoren	
II	Trypton-NaCl+ 3 %Polysorbat 80 + 3 % Saponin + 0,1 % L-Histidin + 0,1 % Cystein
III	Trypton-NaCl + 3 % Polysorbat 80 + 0,3 % Lecithin + 0,1 % L-Histidin + 0,5 % Natrium-Thiosulfat.
Katalase	CibaVision Titmus H_2O_2 Lösung 2) mit 170 IU/ml

Curriculum Vitae

Persönliches

Dipl.-Kfm. Andreas Schneider
Lange Reihe 55
17489 Greifswald
03834/444030 u. 0170/8981879
Andreas.Schneider@capufaktur.de

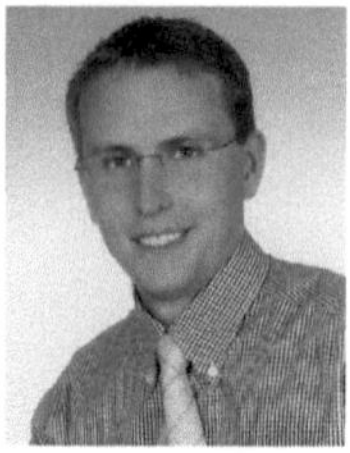

geb: 13.02.1980 in Greifswald
Familienstand:ledig, keine Kinder

Schule

1991 – 1999	**Gymnasium** Malchin, Abschluss: Abitur, **Note 1,3** **Jahrgangsbester**
1996 – 1997	**Highschool** Hillcrest High, Tuscaloosa, Alabama, **USA**, 11. Klasse
1986 – 1991	**Grundschule** P. Neuruda, Greifswald u. S. Marcus, Malchin

Studium

10/2000 – 11/2007	Studium der **Medizin** an der EMAU Greifswald
10/1999 – 09/2004	Studium der **Betriebswirtschaftslehre** an der EMAU Greifswald, Schwerpunkt **Gesundheitsmanagement (Prof. Wasem)**, Diplomarbeit über **QM,** Abschluss: Dipl.-Kfm. nach 9 Semestern, Note 2,4

Praktika

10/2006-09/2007	**PJ**, Wahlfach Pädiatrie, davon. 8 Wo **Südafrika** und 8 Wo **Schweiz**
08/1999-10/2005	2 Monate **Pflegepraktikum** sowie 4 Monate **Famulatur** auf unter-schiedlichen Krankenhausstationen, u. a. 1 Monat **Toronto, Kanada**
09/2000	Praktikum im **Controlling** bei **Netto-Supermarkt oHG**

Tätigkeiten

2006 -	Mitglied der **studentischen Unternehmensberatung** Capufaktur
2006 -	**Doktorand** und studentische Hilfskraft am Institut für Hygiene, Thema: Kontaktlinsendesinfektion
2005 -	**Univertreter** des **Hartmannbundes** in Greifswald
2000- 2002	**Tutor** und **studentische Hilfskraft** am Lehrstuhl für Betriebliche Finanzwirtschaft und Unternehmensbewertung
1999	Initiator und Chefredakteur des **Abibuchs**
1996	**Landesolympiade** Mathematik

Sprachen

Englisch (fließend), **TOEFL 263 Punkte** (Jahr 2005)
Spanisch (Grundkenntnisse)
Großes Latinum

Sonstiges

Gute **EDV-** und **Office**-Kenntnisse, **10-Finger-Schreiben**, erste Erfahrungen mit **Projektmanagement, Rhetorikschulungen**

Hobbys

Gesellschaftstanz, Ball- und Teamsport, Fernreisen, **Modellbau**

Greifswald, den 06.05.2007

Andreas Schneider

Danksagung

Bei der Auswahl der Methodik, der Auswertung der Ergebnisse sowie bei der Herstellung des Manuskripts habe ich Unterstützung von den nächstgenannten Personen erhalten, denen ich an dieser Stelle recht herzlich danken möchte

Wissenschaftlich:

Prof. Dr. med. A. Kramer, Direktor am Instituts für Hygiene und Umweltmedizin

Dr. G. Daeschlein, Laborleiter des Labors für Krankenhaushygiene

Dr. H. Below, Laborleiter des Labors für Umweltmedizin

Fr. Hafenstein, Hygiene Nord GmbH Greifswald

Labortechnisch

Fr. G. Lindstedt, Fr. K. Sümnicht und Fr. M. Schultz, Labor für Krankenhaushygiene

Fr. Hafenstein, Hygiene Nord GmbH Greifswald

Organisatorisch

Fr. B. Sümnicht, Sekretariat Institut für Hygiene

Schlussendlich möchte ich mich bei meinen Eltern Fr. Dr. med. und Hr. Dr. med. Schneider für jegliche Unterstützung sowie bei meiner Freundin Sabine für die Geduld bedanken, die sie aufbringen mussten, während diese Arbeit entstand.